LE
BAIGNEUR

A BOURBONNE

SUIVI D'UNE

ÉTUDE SUR LES EAUX THERMO-MINÉRALES

DE

BOURBONNE-LES-BAINS

(HAUTE-MARNE)

PAR

EMILE DAPREY

Médecin-consultant

TROYES

IMPRIMERIE E. CAFFÉ, RUE DU TEMPLE, 27 ET 29

1880

LE BAIGNEUR A BOURBONNE

SUIVI D'UNE

ÉTUDE SUR LES EAUX THERMO-MINÉRALES

DE

BOURBONNE-LES-BAINS

(HAUTE-MARNE)

PAR

EMILE DAPREY

Médecin-consultant

TROYES

IMPRIMERIE E. CAFFÉ, RUE DU TEMPLE, 27 ET 29.

1880

PRÉFACE

Renseigner le baigneur, le guider dans son séjour à Bourbonne, lui expliquer, aussi clairement que possible, l'action des Eaux auxquelles il vient demander soulagement et guérison, tel a été mon but en livrant cette brochure qui n'a pas de plus haute prétention.

Dans la plupart des stations thermales, des Sociétés se sont formées pour exploiter les Eaux et mettre tout en œuvre pour attirer les baigneurs. La bonne tenue de leurs établissements, les divertissements qu'elles s'ingénient à trouver pour faire oublier au malade qu'il a quitté ses affaires, ses habitudes, sa famille souvent, et, d'un voyage par nécessité, lui faire faire une excursion utile et agréable, voilà le secret de la prospérité de certaines villes d'Eaux.

Les familles qui peuvent le faire, quand elles ont la perspective d'un séjour agréable, accompagnent leurs malades. Bourbonne commence à en voir quelques-unes ; mais, il y a encore beaucoup à faire. Ce n'est guère que dans deux ou trois ans, lorsque l'établissement sera reconstruit, que l'on aura un Casino où le confortable et le luxe même ne manqueront pas, c'est alors seulement, dis-je, que notre station thermale prendra la place à laquelle elle a droit par l'antique vertu de ses eaux.

BOURBONNE

—

Le Voyage

L'année prochaine, on arrivera à Bourbonne par l'embranchement de chemin de fer, actuellement en construction. Personne ne regrettera le trajet de Laferté à Bourbonne dans les omnibus peu confortables qui desservent notre localité. Ce trajet est la partie la plus pénible du voyage; il l'est pour des gens bien portants, à plus forte raison pour des malades, et à lui seul, il suffit pour écarter des baigneurs qui n'osent affronter ce terrible transbordement.

Il y a par jour cinq départs et cinq arrivées en correspondance avec le chemin de fer. Les départs de Bourbonne pour la gare ont lieu à 3 heures, à 8 heures, à 11 heures 3[4 du matin, à 3 heures et à 8 heures du soir.

Les arrivées à 6 heures, à 9 heures du matin, à 2 heures, à 5 heures 1[2 et à 8 heures du soir.

Il y a de nombreux loueurs de voitures qui viennent chercher les voyageurs à Laferté si on les prévient à l'avance.

La correspondance par l'omnibus coûte 2 fr. 50 c. dans le coupé; 2 fr. dans l'intérieur et à l'impériale avec 30 kil. de bagages en franchise.

Une voiture de louage à un cheval coûte 10 fr.; à deux chevaux, 15 fr.

Le Logement et la Nourriture

Le premier soin du baigneur à son arrivée est de se choisir un logement ; il y en a pour toutes les bourses : hôtels et maisons bourgeoises ne manquent pas.

On a le choix entre l'hôtel où l'on prend nourriture et logement ; les maisons meublées qui donnent logement et nourriture ; et les maisons qui ne fournissent que le logement ; on peut. alors, étant dans ces dernières, aller manger soit à l'hôtel, soit à la table d'hôte d'une maison meublée, ou bien encore se faire apporter chez soi.

Hôtels avec nourriture et logement.

Grand Hôtel des Bains, tenu par Lacordaire-Logerot. Prix : 7 à 9 fr. par jour.

Hôtel du Commerce, tenu par Hérard-Rollin. Prix : 5 à 6 fr. par jour.

Hôtel du Bœuf-Gras, tenu par Barbier-Clerc. Prix : 5 fr. par jour.

Maisons meublées avec logement et nourriture.

Maison Beaurain : 10 à 12 fr. par jour.

Maisons Moisson-Gaillard, Berthe-Gaillard : 7 à 8 fr. par jour.

Maisons Veuve Louis Bernardin, Aubert, Laurent, Chapelle, Navarin : 5 fr. par jour.

Maisons Jouvernaux et Charpentier : **2** fr. **50** à **5** fr. par jour.

Maisons meublées sans nourriture.

Maisons Aubertin, Bougard, Férat, Périch, Rousset, Miédant, Vernet, Préchey, Demangeon, Aline Gaillard, Elisa Millot, Martin-Arthaud, Maillard-Finot, Veuve Bonnet, Veuve Klott, Duport-Gérard, Viaque, Durupt, Raulin, Thibaut, Cousin, Jules Drouhin, Thonnelier, etc., etc.

Service Médical

La question du logement et de la nourriture résolue, les baigneurs s'occupent naturellement de trouver un médecin. D'habitude, ils sont envoyés, porteurs d'une note explicative de leur maladie antérieure à un de ses collègues de Bourbonne, par le médecin de leur localité. Or, l'élément médical est abondamment représenté :

MM. Renard (Athanase), médecin inspecteur de l'établissement;

Magnin, inspecteur-adjoint;

Balley père, Balley fils, Bézu, rue de la Porte-Galon;

Bougard, rue Vellonne;

Bouvier, rue Vellonne ;

Cabasse, rue de l'Hôpital;

Causard, rue du Haut-de-Crail ;

MM. Daprey, rue des Bains ;
Mercier, rue de l'Hôpital.

C'est ordinairement le médecin qui sert de guide à son client dans l'établissement thermal.

On ne peut guère commencer le traitement que le lendemain de l'arrivée, quand on a réparé, par une bonne nuit, la fatigue du voyage.

Suivant que le baigneur est plus ou moins matinal il demandera au bureau l'heure qui lui conviendra le mieux. On l'inscrira alors pour le bain et la douche à une heure qu'il pourra conserver pendant toute sa saison.

Les bains de 1re classe se prennent en baignoires, et ceux de 2e classe dans des bassins ou piscines qui peuvent contenir à la fois un certain nombre de personnes.

Voici le tarif officiel des eaux et du linge pour les deux services.

Cabinets	Bain	1f	50
	— avec feu..................................	»	»
	Douche, 10 minutes......................	1	50
	— 20 —	»	»
	— 25 —	»	»
	Etuves	1	»
Piscines	Bain	»	75
	Douche, 10 minutes	»	75
	— 25 —	»	»
	— 30 —	»	»
	Bain de pieds	»	30
	— de bras	»	50

Linge.

Matelas........	» 25		Peignoir froid..	» 15
Draps de douche	» 10		— laine..	» »
Fond de bain...	» 20		Serviette chaude	» 10
Peignoir chaud.	» 15		— froide.	» »

Personnel administratif
de l'Établissement

MM. Brignon, régisseur.
Ronot, receveur agent-comptable.
Vernet, receveur en second.

Suivant les indications du médecin, le baigneur se contentera des bains, des douches, ou des deux simultanément, et il pourra ajouter à son traitement l'usage de l'eau thermale en boisson.

A cet effet, un petit bâtiment annexe se trouve sur la place des Bains où chacun a le droit, sans autre rétribution que sa générosité, de se faire tirer un ou plusieurs verres d'eau minérale.

Le Casino

Après avoir réglé les choses absolument indispensables, nous arrivons à parler des distractions que le malade peut se donner à Bourbonne, et en première ligne nous placerons le casino de l'établissement.

Nous ne pouvons que regretter pour cette année et pour l'année prochaine, que la reconstruction des Bains ait désorganisé ce service; mais, l'espérance de le voir agrandir et installer avec des vues plus larges et mieux appropriées aux besoins des baigneurs nous feront aisément patienter quelque peu.

Il y a au Casino un grand salon où l'on danse le jeudi et le dimanche, et qui sert provisoirement de salle de spectacle; une salle de lecture où les revues et les journaux généraux et locaux abondent; une salle de jeu, toujours très-fréquentée. Le jardin de l'établissement est grand et disposé en amphithéâtre; on y jouit d'une vue étendue et magnifique. Un orchestre de musiciens y fait entendre, tous les jours, les plus beaux morceaux de son répertoire, sans préjudice des danses qu'il exécute le jeudi et le dimanche soir.

La musique municipale et l'orphéon se font également entendre dans le jardin des bains, un peu trop rarement à notre avis.

Une troupe d'acteurs, recrutée à Paris, et qui joue à Vittel et à Contrexéville, vient à Bourbonne deux fois par semaine. Assez souvent aussi, on voit au casino des curiosités passagères qui exhibent aux baigneurs les différents talents dont la nature les a douées.

Pendant le cours de la saison, il se donne

plusieurs concerts, soit au bénéfice des malades pauvres qui viennent aux eaux, soit à celui des pauvres de la ville.

Prix et conditions de l'abonnement au casino.

1º Civils, officiers supérieurs et assimilés :

 10 jours.................. 6 f.

 20 jours................. 10

 1 mois................... 15

2º Officiers et assimilés hospitalisés :

 La saison de 2 mois 7ᶠ 50

3º Officiers subalternes non hospitalisés :

 10 jours................ 2ᶠ 50

 20 jours................ 5 »

 1 mois 7 50

4º Habitats de Bourbonné, personnel médical et administratif de l'hôpital militaire :

 4 mois, sans fractionnement.... 15 f.

5º Enfants de 7 à 15 ans :

 10 jours................ 2ᶠ 50

 20 jours................ 5 »

 1 mois 7 50

6º Personnes non abonnées :

 Par jour................... 1 f.

 Jours de bal 2

Nota. — Pour les abonnements dits de famille, le chef de la famille paie les sommes indiquées ci-dessus ; mais les autres membres ne paient que les deux tiers des dites sommes.

Les enfants au-dessous de 7 ans ont droit à l'entrée gratuite, si leurs parents sont abonnés.

C'est au casino que tous les baigneurs se donnent rendez-vous ; c'est en quelque sorte leur chez eux, et chacun y voit s'étendre le cercle de ses connaissances, car rien, comme l'isolement, ne facilite les relations sociales, et on peut dire qu'il règne entre tous la plus aimable cordialité.

Poste et Télégraphe

Le bureau de poste et le bureau télégraphique sont réunis, et situés près de l'hôtel de ville. Les courriers arrivent deux fois par jour : le matin à 5 h. 30 ; distribution des lettres à 7 h.; — le soir à 6 h.; distribution à 6 h. 30.

Départ des courriers : 11 h. 30 du matin, et 8 h. du soir.

Levée des boîtes de la ville : 10 h. 30 du matin ; 7 h. du soir.

Levée des boîtes du bureau : 11 h. 15 du matin ; 7 h. 30 du soir.

Bibliothèque

Bourbonne possède une bibliothèque qui compte plus de 3000 volumes. Elle est ouverte au public du 15 mai au 15 septembre, les mardi, jeudi et samedi, de 2 h. à 5 h. du soir; on permet aux étrangers d'emporter des ouvrages.

Promenades et Curiosités

Dans l'intérieur de la ville, le parc de l'établissement thermal dont nous avons déjà parlé; derrière le parc, le mont Tonnet, point très-élevé, d'où l'on découvre au loin la campagne environnante.

La promenade d'Orfeuil, animée toute la saison par les saltimbanques qui y établissent leurs baraques bruyantes.

La promenade de Montmenrency, ombragée par des arbres séculaires de toute beauté; c'est un des plus beaux spécimens du genre Le Nôtre.

Le Château, belle maison moderne qui domine la ville basse et qui sera plus tard, grâce à la générosité du possesseur actuel, M. Chevandier, la propriété de la ville. Selon le désir du donateur, le château devra servir de musée à Bourbonne. On pourra alors y collectionner et ordonner les nombreuses découvertes que l'on a faites dans le périmètre des bains, en même temps qu'une promenade nouvelle et magnifique sera ouverte au public.

L'Église, classée parmi les monuments historiques, et qui vient d'être restaurée et agrandie.

Les belles écoles des filles, celle des garçons et la salle d'asile qui font le plus grand honneur à la ville.

L'Hôtel-Dieu, où les pauvres de la localité sont reçus, et où les baigneurs qui désirent s'y faire soigner sont admis moyennant 2 fr. 50 par jour.

L'Hôpital militaire thermal n'est pas la moindre curiosité de Bourbonne. Il a été fondé par Louis XV en 1732, et il s'étend maintenant sur un terrain immense où s'élèvent de magnifiques constructions. De nombreux soldats y sont envoyés tous les ans pour guérir les blessures qu'ils ont reçues au service de la patrie. Il y a aussi des bâtiments destinés spécialement aux officiers et parfaitement aménagés. L'hôpital militaire s'ouvre le 15 mai et ferme le 15 septembre. On compte deux saisons dans cet espace de temps.

Non loin de la ville, à 1 kilomètre environ, à gauche de la route de Lamarche, on rencontre une source très-fréquentée par les baigneurs : c'est la fontaine Maynard, ainsi appelée du nom de ses propriétaires. Les principes que cette source contient et dont l'analyse a été faite par Ossian Henry, en 1859, l'ont fait ranger dans la classe des eaux sulfatées calcaires carbonatées, à côté des sources de Vittel et de Contrexéville. Aussi, les malades à tempérament rhumatismal, les goutteux, les graveleux se trouveront-ils bien d'aller tous les jours boire un ou deux verres d'eau à cette fontaine.

A 12 kilomètres de Bourbonne, près du village de Larivière, coule une source ferrugineuse, riche en carbonates de fer, de chaux et de magnésie et en sulfates alcalins. Elle est connue depuis longtemps et ordonnée par les médecins aux jeunes filles qui sont lentes à se former, et aux hommes atteints d'affections des organes génito-urinaires. Elle a beaucoup d'analogie de composition avec les eaux de Vittel et de Martigny, mais elle contient plus de fer que ces dernières. Aussi, les maladies qui réclament l'usage du fer trouveront-elles dans cette eau, un précieux adjuvant au traitement thermal.

Les environs de Bourbonne méritent à plusieurs titres d'être visités. La situation topographique de la ville adossée à la chaîne des Faucilles est par elle-même très-curieuse. Plusieurs villages, placés sur des hauteurs, servaient de place de guerre à nos ancêtres. Les côteaux environnants sont couverts de bois magnifiques, bien aménagés par le service forestier : l'un d'entre eux, la Bannie, le plus rapproché de la ville, est sillonné de larges tranchées verdoyantes, où les promeneurs peuvent trouver la solitude et l'ombrage.

Dans les autres forêts on rencontre des lieux de rendez-vous (notamment la place Gauthier et la fontaine Beau-Regard) choisis par plusieurs générations et qui voient chaque année de nombreuses parties champêtres.

Les principales excursions que l'on fait à Bourbonne sont les suivantes :

Villars-Saint-Marcellin (4 kil.) remarquable par son église avec sa crypte souterraine ;

Châtillon-sur-Saône (11 kil.), ancienne ville forte ; demander à visiter le château, propriété fort belle et agréablement située ;

Coiffy-le-Haut (6 kil.), d'où l'on découvre un immense et magnifique panorama ;

Serqueux (4 kil.), avec ses beaux côteaux couverts de vignes ;

Aigremont (8 kil.), anciennement le siége d'une baronnie, n'est plus qu'un pauvre village de quelques centaines d'habitants ; de son vieux manoir et des anciennes fortifications, il ne reste que des ruines ;

L'étang de Morimond (16 kil.), dernier vestige de la riche abbaye de ce nom, l'une des quatre filles de Citeaux.

A 30 kilomètres de Bourbonne, dans la forêt de Saint-Ouen, le chêne des Partisans, arbre gigantesque ayant environ sept cents ans d'existence, et mesurant 13 mètres de circonférence à sa base, 33 mètres de hauteur et 23 d'envergure.

Enfin, Martigny, Contrexéville et Vittel, villes d'eaux.

Loueurs de Voitures

MM. Leclerc, Collin-Lassalle, Louis Picard, Sylvestre, Garnier-Roy.

Nous engageons les baigneurs qui prennent des voitures à toujours régler le prix à l'avance pour éviter toute contestation.

Nota.— Il y a aussi un service de petites voitures (tricycles) pour les baigneurs qui ne peuvent se rendre à pied à l'Établissement.

ÉTUDE

SUR LES

EAUX THERMO-MINÉRALES

DE

BOURBONNE-LES-BAINS

(HAUTE-MARNE)

*Thèse de Doctorat présentée et soutenue
à la Faculté de Paris*

PAR

ÉMILE DAPREY

Médecin-Consultant à Bourbonne

TROYES

IMPRIMERIE ET LITHOGRAPHIE E. CAFFÉ
Rue du Temple, 27 et 29.

1880

ÉTUDE

SUR LES

EAUX THERMO-MINÉRALES

DE

BOURBONNE-LES-BAINS

Avant 1870, les eaux d'Allemagne qui avaient été l'objet d'études scientifiques et d'aménagements thérapeutiques complets, attiraient un grand nombre de Français, allant y chercher, grâce un peu à l'engouement de la mode, le rétablissement de leur santé.

Les stations françaises qui possédaient des vertus analogues étaient délaissées, principalement par le manque d'une installation confortable. qui faisait l'attrait d'établissements tels que Bade, Wiesbaden, Kissingen, Kreusnach, etc.

Mais depuis, les médecins français ont été amenés à rechercher si notre sol ne contenait pas les éléments capables de soutenir la concurrence que leur faisaient les sources étrangères.

Une station entre autres qui possède de grandes vertus, Bourbonne-les-Bains, que je connais particulièrement, puisque j'y suis né, a attiré mon attention par suite de cures remarquables dont j'ai été témoin.

J'ai été élevé au milieu des malades qui venaient demander à ses eaux le rétablissement de leur santé, et qui nous quittaient quelquefois complètement guéris, ou au moins presque toujours notablement améliorés ; aussi j'ai toujours éprouvé pour ces sources bienfaisantes un certain respect mêlé d'admiration comme on en éprouve pour toutes les choses grandes et belles, entourées parfois d'un certain mystère, mais dont la force et l'utilité s'imposent par des résultats surprenants aux esprits les plus sceptiques.

Cette admiration n'a fait qu'augmenter à mesure que j'avançais dans la pratique médicale ; car, à chaque pas dans les hôpitaux, je rencontrais de ces cas désespérant les malades et les médecins, ayant épuisé toutes les ressources de l'art et de la thérapeutique, et que je savais guérir souvent à Bourbonne comme par enchantement.

C'est pourquoi, bien que ce sujet ne soit pas nouveau à cette Faculté, malgré tout ce qu'on a pu écrire sur les eaux thermo-minérales de Bourbonne, je me sens attiré à en parler moi aussi ; et sans avoir l'autorité de ceux qui ont déjà traité cette question à des points de vue différents, j'appporterai ici le fruit de mes études et de mes observations, heureux si je puis jeter quelque aperçu nouveau sur leur histoire.

Et d'abord je n'ai pas la prétention d'embrasser toute entière l'histoire des eaux de Bourbonne ; je les examinerai surtout au point de vue physique et physiologique, je citerai les maladies que nous avons l'habitude d'y voir et de cette manière, cette étude servira de préface et en quelque sorte de base à ce que notre expérience pourra plus tard nous apprendre au point de vue clinique et thérapeutique.

TOPOGRAPHIE.

Bourbonne est une petite ville de 4,000 habitants, située dans l'arrondissement de Langres, aux confins des départements de la Haute-Marne, des Vosges et de la Haute-Saône.

Elle s'étage sur le plateau et les flancs d'une colline qu'arrosent à ses pieds l'Apance d'un côté et le ruisseau de Borne de l'autre : c'est dans le vallon de ce ruisseau qu'on rencontre les sources thermales.

Le pays alentour est très-accidenté, des montagnes courent en cercle à quelque distance autour de la ville, leur sommet est couronné de magnifiques forêts qui ont le double avantage d'être une ressource précieuse pour le pays et de détourner les orages qui viendraient sans elles éclater sur la ville.

Le climat est tempéré, variable, peut-être un peu pluvieux, mais en somme, la situation est agréable au milieu d'un pays sain, fertile et bien cultivé.

Bourbonne, grâce à ses eaux, existait depuis les temps les plus reculés, ainsi que l'attestent les découvertes curieuses qu'on y fait chaque jour et qui prouvent que les Romains faisaient grand cas de cette station et venaient de très-loin y chercher la guérison.

Nous ne nous étendrons pas sur l'histoire de la ville, sur le développement des Bains civils et de l'hôpital militaire ; ces questions fort intéressantes nous entraîneraient trop loin ; elles ont d'ailleurs été très-bien traitées par plusieurs auteurs, entr'autres M. Bougard dans sa *Bibliotheca Borvoniensis*, véritable monument qu'il a élevé à Bourbonne.

Nous avons hâte d'entrer dans notre sujet et de parler des eaux thermo-minérales, objet de notre étude.

Ces sources bienfaisantes, dont l'existence remonte à la plus haute antiquité, s'élèvent d'une profondeur de 1,600 à 1,800 mètres. Les études les plus récentes ont montré qu'elles résultent d'un accident géologique tout-à-fait local, c'est à-dire qu'elles émergent par les fissures d'un étoilement, dont le centre correspond à peu près au puisard romain dans l'Etablissement civil.

Les anciennes sources consistaient en des puits de quelques mètres de profondeur dans lesquelles l'eau thermale arrivait naturellement, mais avec des pertes nombreuses dans le parcours que rien ne protégeait : de plus elles arrivaient altérées dans la salure et diminuées de température par suite du mélange des eaux vagues du terrain d'alluvion qui affluait également ment dans les sources, surtout pendant les saisons thermales, quand on épuisait pour augmenter le rendement liquide.

En outre, comme depuis de longues années ce produit ne suffisait plus à alimenter les Bains civils et militaires, l'administration fit faire des forages à travers l'alluvion, les constructions romaines, les marnes compactes et le grès bigarré en roche qu'on fut obligé d'entamer dans une épaisseur variable.

Aujourd'hui, grâce à ces travaux, il n'y a plus de chômage possible, le rendement des sources est plus que suffisant, ce qui permet de donner aux établissements une extension en rapport avec les besoins et les progrès de l'époque.

De plus, la température de l'eau s'est élevée de 60 à 65°, et cette augmentation de calorique est très utile, puisqu'elle permet de conduire les eaux à une distance assez éloignée, sans craindre un refroidissement trop grand pour le service balnéaire.

Enfin les eaux nouvelles arrivant dans toute leur pureté contiennent 7 gr. 1/2 de sels par litre, au lieu de 5 gr. qu'elles avaient avant les sondages.

Dans ces dernières années, on a construit d'immenses réservoirs à ciel ouvert destinés à recevoir l'eau thermale et à la refroidir : de cette façon, on peut amener l'eau naturellement trop chaude pour les bains et pour les douches à une température convenable sans en altérer la qualité, comme il arrivait forcément avec l'ancien système qui consistait à la refroidir avec de l'eau ordinaire.

Toutes ces améliorations dans la qualité des eaux en ont entraîné d'autres dans le bâtiment des bains lui-même. L'État a fini par comprendre qu'il ne suffisait plus aux besoins modernes et qu'il fallait donner aux malades un établissement convenable. Ces travaux seront terminés dans quelques années, et on peut dire avec assurance que les eaux thermo-minérales de Bourbonne entrent réellement dans une nouvelle période, faisant suite, après une intersection de plusieurs siècles à la période romaine, et nous espérons bien que cette nouvelle période dépassera l'ancienne sous bien des rapports, et qu'elle sera digne des progrès scientifiques et industriels de notre époque.

PROPRIÉTÉS PHYSIQUES.

L'eau thermale de Bourbonne est incolore et d'une limpidité parfaite ; elle jaillit accompagnée de bulles gazeuses qui viennent continuellement crever à sa surface en produisant un bouillonnement incessant et tumultueux.

Son odeur est très-faible et va en diminuant à mesure que l'eau se refroidit : on l'a assez bien comparée à la vapeur d'eau condensée. Elle ne rappelle ni l'acide sulfurique, ni un composé sulfuré quelconque, comme on l'a cru pendant longtemps. Ce fait peut arriver cependant, mais il n'est qu'accidentel : il est alors le résultat de la décomposition des sulfates par les matières organiques en contact avec l'eau thermo-minérale.

Sa saveur est amère et salée, ayant quelque rapport avec le bouillon de veau trop salé ; elle est d'autant plus sapide que sa température approche de son maximum.

Sa température varie entre 50 et 65°, suivant les puisards par lesquels elle arrive.

Elle peut être refroidie et conservée à l'air sans altération immédiate, ne contenant pas de bicarbonates de soude ou de fer comme les eaux acidulées, gazeuses, qu'il faut préserver du contact extérieur, ni de monosulfures qui se décomposent à découvert.

Elle ne forme pas de dépôt, si ce n'est par l'évaporation, ce qui prouve que les principes ne sont pas simplement tenus en suspension dans le liquide, mais parfaitement dissous, ce qui permet aux eaux de conserver leur spécialité d'action après être refroidies : on pourrait donc les transporter au loin sans leur enlever leurs propriétés en les enfermant dans des bouteilles bien bouchées.

Au toucher, cette eau est d'abord douce et onctueuse, mais elle ne tarde pas à donner à la peau un peu de sécheresse et de rigidité.

Elle exerce une action corrodante très-énergique sur le fer, le cuivre, le verre et la pierre. Elle forme avec le cuivre qui se trouve dans les cabinets un chlorure de cuivre d'un beau bleu. Sa vapeur possède les mêmes propriétés.

Abandonnée à elle-même, l'eau de Bourbonne donne naissance à une matière organique gélatineuse dans laquelle Bastien et Chevallier ont cru reconnaître la Barégine.

Les parois des bains sont tapissées d'une couche de mousse plutôt jaunâtre que verdâtre.

Enfin, l'eau thermo-minérale est meilleure conductrice de l'électricité que l'eau ordinaire.

La quantité qui émerge à la surface du sol est d'environ 550 mètres cubes par 24 heures,

---

PROPRIÉTÉS CHIMIQUES.

COMPOSITION. — ANALYSES.

Les premiers auteurs qui ont écrit sur les eaux de Bourbonne, nous les représentent comme étant composées de sel marin, de soufre et de bitume.

Quelques-uns y mentionnent aussi le fer et même le nitre. Ce n'étaient là que des analyses imparfaites se ressentant de l'enfance de l'art de la chimie.

Nous allons donner les principales analyses qui en ont été faites.

En 1809, nous trouvons l'analyse de MM. Bosc et Bézu : mais la première analyse scientifique, opérée selon les connaissances les plus complètes de l'époque, a été celle de M. Athénas père en 1822. La voici :

Hydrochlorate de soude.........	4 gr.	763
id. de chaux.........	0	810
id. de magnésie.....	0	139
Sulfate de chaux..............	1	027
id. de magnésie...........	0	357
Carbonate de fer.............	0	031
Perte	0	026
Total.........	7	153

En 1827, Desfosses et Roumier signalent le brome.

En 1848, Mialhe et Figuier démontrent la présence de la silice et de l'alumine.

En 1852, M. Garreau signale l'iode.

En 1859, M. Chevallier y découvre l'arsenic.

La dernière et la meilleure analyse a été terminée en 1860, par M. Pressoir, pharmacien en chef de l'Hôpital militaire, sur des quantités considérables d'eau minérale ; il a isolé chacun des produits et les a enfermés dans des flacons séparés.

Voici cette analyse pour un litre d'eau :

Chlore.....................	3 gr.	072
Acide sulfurique..............	0	669
Acide carbonique.......	0	043
Silice.....................	0	015

Brome (dissous dans l'Éther)....	Quantité non déterminée
Iode	Traces
Chaux	1 gr. 00
Magnésie	Traces
Potasse	Traces
Soude	2 gr. 36
Fer	Traces
Manganèse.................	Traces
Alumine..................	0 gr. 10
Arsenic..................	Non cherché

Voici maintenant la représentation en nature des sels qui entrent dans la composition des eaux :

Chlorure de sodium	5 gr.	800
id. de magnésium	0	400
Carbonate de chaux	0	100
Sulfate de chaux	0	880
id. de potasse...........	0	130
Bromure de sodium...........	0	065
Silicate de soude.............	0	120
Alumine....................	0	130
Iode		
Arsenic	....	Traces
Fer		
Manganèse		
Total........	7 gr.	625

En 1861, M. Grandeau y a découvert au moyen de l'analyse spectrale, le cœsium, le rubidium, le lithium et le strontium.

Vauquelin avait fait l'analyse des boues; sur 100 parties, il a trouvé :

Matières animales et végétales...	15 gr.	40
Acide silicique...................	64	40
Fer oxydé	5	80
Chaux......................	6	20
Magnésie	1	00
Alumine...................	2	20
Perte.......................	5	00
	100	

Tamisier a trouvé, pour 100 parties de gaz :

```
Azote ............................... 92
Acide carbonique.................... 6
Oxygène ............................ 2
                                    ___
                                    100
```

Le nombre des corps contenus dans les eaux thermo-minérales de Bourbonne s'élève donc à 23, dont voici la liste :

1. Chlore. 2. Sodium. 3. Calcium. 4. Acide sulfurique. 5. Acide carbonique combiné. 6. Magnésie. 7. Fer. 8. Brome. 9. Potassium. 10. Silice. 11. Alumine. 12. Iode. 13. Arsenic. 14. Manganèse. 15. Cuivre. 16. Cœsium. 17. Rubidium. 18. Lithium. 19. Strontium. 20. Acide borique. 21. Acide carbonique. 22. Oxygène. 23. Azote.

Les eaux de Bourbonne sont essentiellement fixes et salines comme l'eau de mer ; comme nous venons de le voir, d'après l'analyse la plus récente, elles contiennent 7 gr. 62 de sels fixes, dont 5 gr. 800 de chlorure de sodium (sel marin, pur, comme celui de nos tables).

Les propriétés physiques et chimiques que nous venons d'énumérer, indiquent déjà que les eaux de Bourbonne sont spécialement employées à l'extérieur, qu'étant à un degré très-élevé de température et de minéralisation, elles ne peuvent être employées à l'intérieur qu'à de faibles doses.

Leur action générale parfaitement en rapport avec ces propriétés peut être utilement combinée dans bien des cas avec l'action résultant de tel ou tel mode d'administration, comme nous le verrons dans le cours de cette étude.

Pour ne pas revenir sur ce que chacun répète généralement au début d'un travail du genre de celui-ci, nous ne nous appesantirons que sur ce qui a trait directement et spécialement aux eaux de Bourbonne ; personne n'ignore, en effet, que dans l'action physiologique d'une eau minérale on doive considérer l'action de l'eau, abstraction faite de sa minéralisation, l'action due à sa température, l'action due à chacun des constituants chimiques, puis à l'ensemble minéralisateur, et peut-être aussi l'action due à l'électricité inhérente à l'eau minérale.

En un mot, dans l'interprétation des eaux minérales l'examen raisonné des faits, la constatation des phénomènes primitifs et consécutifs doit être la base des idées thérapeutiques.

Avant d'aborder l'étude de l'action des eaux de Bourbonne, nous allons exposer leur mode d'administration et les règles que l'expérience a indiquées à cet égard. Nous étudierons successivement les bains, les douches, les boissons, les irrigations, les fomentations, etc.

———

BAINS.

Le bain qui est administré généralement à une température variant de 32 à 36 degrés est la base du traitement thermal ; son action est semblable à celle des bains ordinaires chauds et tempérés. Seulement, l'excitation cutanée, grâce aux principes salins, est moins éphémère que par l'eau douce. La réaction qui succède à l'appel du sang à la périphérie n'est pas aussi subite et favorise moins les congestions viscérales.

Sous l'influence des bains tempérés, l'économie absorbe facilement le véhicule des principes médicamentaux et ceux-ci en petite quantité ; sous l'influence des bains chauds, au contraire, elle perd de ses liquides· et s'empare des sels en plus grande abondance.

Il résulte naturellement de cette propriété de la chaleur étudiée dans ces derniers temps par d'habiles et consciencieux expérimentateurs, que l'excitation produite est en raison de la thermalité. Résultat important pour la thérapeutique et que l'observation faisait pressentir.

« Les bains chauds, dit M. Causard, sont violemment excitants en raison directe de la quantité des principes minéralisateurs qu'ils renferment et de la température de l'eau ; aussi selon les effets à produire, la durée du bain devra être prolongée ou diminuée. Quand il s'agira d'une reconstitution profonde du tempérament, quand le médecin est décidé à agir vigoureusement contre des lésions graves et anciennes, le bain durera une heure au moins avec une température élevée. Si au contraire l'affection est récente, si le traitement comporte d'incessantes précautions, la durée et la température du bain seront modérées. »

Les bains employés sont généraux ou locaux ; le bain général est pris en piscine ou en baignoire, le bain partiel est le demi-bain, bain de siége, bain de pied, bain de bras.

Les médecins des eaux ont remarqué que les

malades qui se baignaient dans les piscines voyaient bien plus rapidement que les autres leur santé s'améliorer, ne voyons-nous pas là l'indication de bains plus généraux encore que ceux des piscines, et ne serait-il pas vivement à désirer qu'il existât de grands bassins où les malades puissent nager et où ils auraient le double avantage de passer agréablement leur temps et d'abréger la durée de leur traitement ?

Il était impossible il y a quelques années de songer à l'établissement de ces réservoirs qui entraînent nécessairement une grande dépense d'eau thermale ; mais depuis les forages qui ont augmenté d'une façon si considérable le rendement des sources, on n'a plus à craindre de manquer d'eau et cette amélioration est possible. Nous espérons donc que dans les nouveaux bâtiments de l'établissement civil actuellement en construction on saura ménager de ces réservoirs présentant un entretien beaucoup moins coûteux que les baignoires et surtout plus utiles à certains malades.

La vapeur d'eau qui se dégage de l'eau minérale et qui entraîne mécaniquement une partie de ses principes est utilisée pour le bain de vapeur. Les bains sont le plus souvent faits d'eau minérale seule, mais les propriétés stimulantes de l'eau thermale ont été avantageusement modifiées ou atténuées par l'addition de principes sulfureux alcalins ou féculents, ou d'eau commune selon diverses indications bien saisies par M. le docteur Cabrol et que nous signalerons plus tard.

Il serait même à désirer que des bains d'eau

douce, si nécessaires aux sujets nerveux stimulés par le traitement thermal soutenus pendant plusieurs semaines, puissent être administrés facilement. C'est une importante ressource dont la médecine a souvent à regretter la privation.

La durée des bains varie d'une demi-heure à une heure, les bains très-prolongés n'étant jamais indiqués dans les affections que l'on traite à Bourbonne. D'ailleurs, comme on peut aisément le déduire par ce qui précède, la température et la durée sont sujettes à variation suivant les affections, les constitutions et les diverses conditions individuelles.

Anciennement les médecins conseillaient de mêler aux premiers bains une certaine quantité d'eau commune pour éviter des réactions trop fortes et trop brusques ; nous ne croyons pas que cette pratique doive être conservée dans tous les cas, et nous ne les ordonnerons à nos malades que lorsqu'ils seront trop affaiblis et trop excitables. Ils seront encore utiles lorsque des phénomènes d'excitation trop violents seront la suite des premiers jours de traitement.

Dans certaines stations thermales, les malades sont couverts d'une longue chemise pour prendre leur bain ; à Bourbonne il vaut mieux qu'ils y entrent complètement nus : car, comme dit M. Cabrol, « tout « vêtement nuit au contact complet de l'eau et sur- « tout à l'action des courants que les mouvements « du malade font naître : le baigneur d'ailleurs doit « s'occuper de son traitement, il se donnera du « mouvement, se frictionnera quand il sera néces- « saire, toutes choses qu'on néglige trop souvent et « qu'on traite à tort de futilités. »

Le malade doit éviter en sortant du bain de se refroidir, ce qui arrivait souvent à son préjudice avec la disposition de l'ancien bâtiment où les cabinets de douche étaient éloignés des cabinets de bains.

On prend ordinairement quelques bains avant de commencer la douche et ensuite on combine les deux exercices, alors la douche suit immédiatement le bain.

DOUCHES.

La douche est le moyen le plus énergique et une des formes les plus efficaces de l'administration des eaux de Bourbonne.

« Elle ajoute, dit M. Cabrol, à l'action dynamique « des eaux celle de la percussion qui excite la peau « et les tissus profonds, augmente l'influx nerveux, « accroît la circulation capillaire et provoque ainsi « dans l'économie un état insolite qui, souvent « renouvelé, facilite l'effort de la réaction. »

Les douches de toute espèce sont employées dans l'établissement de Bourbonne qui possède un jeu complet de douches descendantes, ascendantes, latérales ; des douches auriculaires et écossaises.

Mais il n'est pas indifférent de signaler ici la manière dont la douche est donnée. Dans les autres stations thermales le malade se tient debout pour la recevoir ; de cette manière un certain nombre de muscles agissent pour maintenir le corps vertical ; de plus, l'effort que fait le malade pour lutter contre une douche trop violente amène un état de contraction défavorable à l'action de la douche qui ne peut agir que superficiellement.

2

C'est à **M. Renard**, l'Inspecteur des Eaux, que revient l'honneur d'avoir réformé à Bourbonne cette manière de faire, et d'avoir inauguré la méthode suivante : On fait étendre le malade sur un matelas convenablement garni, et on lui recommande de laisser ses muscles dans le plus parfait relâchement, la douche agit alors comme un véritable massage, et les muscles superficiels n'étant plus comme tout à l'heure contractés ne forment plus une barrière pour éteindre l'action de la douche, et les tissus profonds en peuvent alors bénéficier.

Le doucheur est d'ordinaire placé au-dessus du malade, il doit régler la température et la force du jet au moyen d'un robinet, qui permet l'arrivée plus ou moins considérable d'eau thermale refroidie. C'est la douche descendante la plus employée.

Il y a aussi la douche latérale dans laquelle le doucheur se tient presque sur le même plan que le malade ; elle est surtout employée quand le malade est assis ; il nous semble qu'il y aurait avantage à généraliser cette espèce de douche, car dans la descendante la vapeur d'eau qui monte du lit forme entre le malade et le doucheur un nuage épais qui cache à ce dernier les parties qu'il doit successivement atteindre.

Il y a encore la douche ascendante, *intus* et *extra*, dans le cas de paresse intestinale, ou dans les affec tions du rectum et du périnée ; la douche auriculaire dans les affections des oreilles, et la douche écossaise alternativement chaude et froide.

La durée de la douche varie entre 5 et 25 minutes, selon l'effet qu'on veut produire.

La température est généralement plus élevée que celle du bain, et plus élevée aussi à la fin qu'au commencement.

La douche est générale ou locale ; dans la première, le malade est complètement nu ; dans la seconde, si on veut éviter l'absorption de l'eau, le malade est placé derrière un diaphragme percé d'une ouverture par laquelle il présente le membre à la douche.

On commence toujours par l'arrosoir et on ne passe aux calibres supérieurs que successivement, pour éviter des réactions trop brusques et qui pourraient dépasser l'effet désiré en devenant nuisibles.

La douche graduée à l'eau thermo-minérale de Bourbonne constitue l'un des moyens thérapeutiques les plus efficaces dans les affections des tissus nerveux, musculaires, fibreux, séreux, cartilagineux et osseux des membres, tels que rhumatisme nerveux, musculaire et articulaire ; elle modifie profondément les éléments anatomiques des articulations au point d'opérer la guérison des arthrites chroniques qui ont résisté à tous les moyens rationnels.

Les douches de Bourbonne ont, à cet effet, une réputation basée sur une expérience très-ancienne et annuellement justifiée par des résultats constants. Elles inspiraient à Velpeau la plus grande confiance.

Ces résultats seraient bien plus réels, si les appareils étaient perfectionnés et le traitement plus prolongé ; il faudrait employer des douches plus puissantes, les appliquer à jet continu et prolongé, ce qui serait très-praticable hors des saisons d'été, les seules usitées.

Nous ne ferons que signaler les fomentations qu'on fait avec l'eau de Bourbonne, les cataplasmes de boue retirée du fond des puisards ; nous en trouverons plus loin l'usage.

Le bain d'étuve se donne dans un cabinet spécial, mis en rapport avec la partie supérieure du puisard dont il recueille la vapeur ; ce bain précède ordinairement le grand bain et prépare admirablement la peau à recevoir ce dernier.

Nous insisterons davantage sur un autre mode d'emploi de l'eau de Bourbonne; nous voulons parler de l'eau minérale prise en boisson.

C'est depuis trois siècles seulement qu'on l'emploie à l'intérieur, mais aujourd'hui qu'on en a reconnu l'importance, c'est un adjuvant précieux et utile du traitement thermal.

On commence ordinairement par un demi-verre, puis un verre et on peut augmenter jusqu'à quatre ou cinq verres par jour.

On la prend chaude ou froide selon l'effet qu'on veut produire.

En effet, les eaux de Bourbonne constipent généralement les malades qui les boivent chaudes chaque matin à l'heure de leur bain ; elles sont alors digérées, absorbées dans l'estomac et introduites dans la circulation. Elles viennent modifier la constitution du malade et produire un effet altérant, mais cet heureux résultat de leur administration interne est presque toujours, à moins d'une idiosyncrasie particulière, accompagné d'une constipation opiniâtre. Lorsque cette constipation existe, soit qu'elle résulte de l'emploi des eaux, ou qu'elle provienne de la nature même de la maladie (comme cela se présente si fréquemment chez les hémiplégiques), on peut obvier à cet inconvénient en administrant les eaux en boissons froides par plusieurs verres coup sur coup en quelques minutes, car pour qu'un effet purgatif soit produit, il faut qu'au moins **20** grammes de sel soient ingérés.

Cette action laxative des eaux de Bourbonne, déjà signalée en 1756 par M. Baudry, n'a d'ailleurs rien que de naturel : les eaux purgatives, en effet, appartiennent en général à la classe des chlorurées sodiques, et le nombre des eaux qui deviennent purgatives par le refroidissement est assez considérable ; nous citerons Wiesbaden, Nauheim, Hombourg, Niederbronn. Cette action laxative permettrait pour les eaux de Bourbonne une exportation que l'on s'étonne de ne pas voir organisée.

De la durée des saisons d'eau thermale. — Le traitement se compose en général de deux saisons de 21 jours, séparées par un certain intervalle. On a cherché la raison de la durée de 21 jours assignée à une saison thermale, et, entre autres raisons, on a donné celle de la périodicité mensuelle de la femme qui avait fini par entraîner une habitude et ensuite une règle ; il y a bien quelque vraisemblance sur cette observation, mais, en ce qui concerne Bourbonne, nous pouvons affirmer que la statistique nous apprend que du 18e au 21e jour la saturation saline se manifeste avec atonie, adynamie, résolution des forces et fatigue du système nerveux. Il y a donc lieu de s'arrêter momentanément vers le 20e jour ; toutefois pour les affections graves une saison de **21** jours est insuffisante, et il est rationnel de répéter cette période une, deux et trois fois avec des intervalles de huit à quinze jours et un mois.

Si le terme de **21** jours est un traitement pour les affections légères et récentes, il faut prolonger et répéter plusieurs fois l'application des eaux dans la même saison ou dans les années suivantes pour avoir raison d'un grand nombre d'affections graves qui sont du ressort de ces eaux ; plaies d'armes à feu, blessures ayant divisé profondément les tissus, brisé les os, déformé les articulations, produit des adhérences, maladies traumatiques ou scrofuleuses entraînant à leur suite des tendances à l'ankylose, des hypertrophies de tous les tissus, y compris le tissu osseux, des abcès, des fistules, des déformations, des rétractions et l'innombrable série des rhumatismes toujours prêts à se réveiller ; la nombreuse famille des paralysies dépendantes du cerveau, de la moelle, rhumatismales ou traumatiques, etc., etc.

Il est répété dans les environs de Bourbonne, dans le département et dans la contrée, que les eaux peuvent bien guérir certaines maladies, mais que lorsque cette médication échoue, elles aggravent le mal et estropient le malade. Il ne se passe pas de saison, qu'on n'entende sortir cette naïve déclaration de la bouche d'un habitant de la contrée qui n'est pas toujours campagnard.

Il serait temps de faire connaître autour de soi ce qu'on sait mieux ailleurs, c'est-à-dire que les eaux thermales salines fortes, administrées avec soin, surtout à des températures convenables et selon les

indications médicales reçues, opèrent un grand nombre de guérisons primitives et consécutives, qu'elles
réveillent parfois quelques symptômes endormis ou
latents de quelques maladies préexistantes, qu'elles
peuvent produire quelques phénomènes morbides
passagers que nous allons passer en revue, mais que
ces indispositions sont éphémères, sans conséquence
défavorable sur le fond et l'issue des maladies; elles
n'ont jamais été suivies d'aucun accident grave,
capable d'estropier un malade ou de compromettre
son traitement, et à plus forte raison, son existence;
à la condition toutefois que le médecin saura conduire le traitement thermal, « car l'action énergique
« des eaux réclame nécessairement dans leur mode
« d'administration d'importantes nuances en rap-
« port avec les tempéraments, la constitution, les
« habitudes, la température et les nombreuses
« maladies. » Il faudra de plus que le malade suive
les instructions du médecin et qu'il n'oublie pas les
règles de l'hygiène qui est une des annexes indispensables et trop souvent négligées du traitement
thermal.

ACTION PHYSIOLOGIQUE DES EAUX THERMALES.

Nous avons étudié les eaux de Bourbonne dans
leurs propriétés physiques et chimiques, nous avons
passé en revue leurs différents modes d'application,
nous arrivons logiquement à leur action physiologique.

Nous la considérerons d'abord à un point de vue
général, puis nous passerons en revue les différents

organes et nous verrons quelles sont les diverses modifications qu'elles impriment à leurs fonctions.

ACTION GÉNÉRALE.

Nous avons vu que les eaux de Bourbonne étaient essentiellement chlorurées-sodiques ; or, les eaux chlorurées-sodiques sont toniques et reconstituantes, ce sont sans contredit les plus nécessaires à l'économie et celles de Bourbonne sont en effet toniques, stimulantes, reconstituantes, résolutives, c'est-à-dire qu'elles augmentent la force ou l'élasticité des tissus, soit qu'elles agissent sur le tégument externe par le bain, la douche, les fomentations, soit que prises en boissons elles s'adressent spécialement à l'estomac et par son intermédiaire à l'économie toute entière.

Les effets des eaux peuvent se diviser en effets immédiats et en effets consécutifs, ces derniers se montrant en général de quinze jours à trois mois après la cessation du traitement thermal ; et même, chose curieuse, on voit des malades qui ne présentent pendant le traitement aucune amélioration, et qui, rentrés depuis quelque temps dans leurs foyers, voient arriver le mieux qu'ils avaient été demander sans succès à la médication thermale.

ACTION PARTICULIÈRE SUR LES DIFFÉRENTS APPAREILS.

L'application externe générale des eaux, la plus fréquente de toutes, amène des modifications très-sensibles du côté de la peau et des muqueuses, du côté des organes de la digestion, de la circulation, de l'innervation ; ainsi administrée, elle n'agit pas spécialement sur l'appareil respiratoire et l'appareil locomoteur, la nutrition en général s'en trouve néanmoins très-favorablement modifiée.

Peau.

L'action sur la peau est très-manifeste : le bain produit une excitation prolongée, la réaction est moins rapide qu'après les bains d'eau douce, par cela même que l'eau thermale renferme des principes salins. Ce qui explique, malgré la croyance générale, comment il se fait que les accidents de congestion cérébrale sont moins fréquents après leur usage qu'après l'usage des bains ordinaires.

D'après tous les auteurs qui ont écrit sur les eaux de Bourbonne, l'excitation de la peau est d'une manière générale en rapport avec le degré de température, car l'exosmose étant très-grande, lorsque la chaleur de l'eau augmente, il doit y avoir par-contre en même temps endosmose très-active et par conséquent plus de sel absorbé et plus d'effets consécutifs produits. Ce double mouvement a été parfaitement étudié dans l'ouvrage de MM. Cabrol et Tamisier.

Le maximum d'excitation de la peau est la poussée, et, à un degré plus élevé encore, des éruptions diverses.

Poussée. — La poussée thermale est la règle ; elle survient généralement du sixième au huitième jour. On l'observe sur un très-grand nombre de malades sous forme d'exanthème rubéoliforme, quelquefois de vésicules très-petites localisées généralement sur les membres et la poitrine ; c'est la partie interne des membres et la face antérieure du thorax qui sont particulièrement envahies.

C'est sur des sujets à peau fine et blanche, irritable ; chez des sujets lymphatico-sanguins que ce phénomène se manifeste de préférence. La poussée est-elle attribuable à l'excitation directe du tégument externe par le chlorure de sodium, à l'irritation produite par son élimination par les sueurs, ou à une activité plus grande de la circulation périphérique ?

Nous ne pouvons résoudre la question, mais certainement, une fois apparue, la poussée est entretenue par le sel, aussi faut-il recommander aux malades de laver avec l'eau douce, au sortir du bain, les surfaces enflammées.

La poussée dépassant quelquefois ses limites cause de véritables accidents du côté de la peau, tels que furoncles, eczéma, etc...

Elle est toujours en raison directe des sueurs, qui généralement sont considérablement activées par l'élimination du chlorure de sodium.

Nous savons que la sueur joue un grand rôle dans l'économie, qu'elle complète en quelque sorte l'action des reins et que si elle renferme principalement du chlorure de sodium, c'est par là que s'éliminent certains matériaux solides, produits de dénutrition.

On comprend donc que la diminution ou la suppression de cette sécrétion doive avoir une influence profonde sur l'économie. Or, nous savons aussi que dans différents troubles pathologiques, cette sécrétion est arrêtée, et qu'il suffit souvent de la rappeler pour apaiser certains symptômes graves; on voit par là l'importance que nous sommes en droit d'attacher à l'action sudorifique et par conséquent dépurative des eaux de Bourbonne.

Cette transpiration exagérée semble, d'après les différents auteurs, constituer un symptôme de bon augure pour les rhumatisants.

Muqueuses.

Après la peau se présentent naturellement les muqueuses, qui pendant le traitement thermal sont assez souvent le siége d'inflammations diverses.

Notons d'abord les muqueuses buccales et pharyngées ; on y observe assez fréquemment des stomatites aphtheuses, des angines tonsillaires, qui n'ont pas de gravité et cèdent ordinairement à quelques jours de traitement.

On voit aussi, mais rarement, des gingivites présentant un caractère fongueux et saignant, rappelant le scorbut, qui nécessitent l'usage de gargarismes astringents ou acidulés, avec addition d'alcoolat de cochléaria. On attribue généralement ces affections buccales et pharyngées à l'impression de l'eau bue trop chaude sur le tissu muqueux, quand ce ne sont pas des accidents révélateurs d'affections spécifiques, et, en effet, il ne se passe pas d'années que les eaux de Bourbonne ne commettent quelque indiscrétion de ce genre.

On observe quelquefois des conjonctivites peut-être dues au contact direct de l'eau thermo-minérale avec la conjonctive.

Du côté de la muqueuse uréthrale, on voit assez fréquemment des écoulements chroniques passer à l'état subaigu sous l'influence du traitement thermal, et même, on constate quelquefois des récidives d'écoulements uréthraux qui depuis longtemps déjà semblaient avoir disparu.

D'ailleurs, « les gonorrhées thermales, dit M. Henry, sont fort bénigmes, et se présentent sous l'aspect de simples flux muqueux quasi dépourvus de tout état inflammatoire. »

Néanmoins, comme ils offrent assez de tenacité, on est obligé de suspendre les bains, l'usage de la boisson thermale et de reprendre les injections astrigentes.

On a même vu l'inflammation de l'urèthre s'étendre à la vessie et provoquer ainsi des syatites.

On constate assez souvent des bronchites dues au peu de précautions que certains malades prennent à la sortie du bain ou de la douche ; si elles sont intenses, il est naturellement indiqué de suspendre le traitement thermal pour soigner la complication.

Fonctions digestives.

Sous l'influence du changement brusque d'habitude et d'hygiène, les fonctions digestives sont activées ; l'appétit devient plus énergique, quelquefois même excessif.

Les eaux chlorurées-sodiques impriment, en effet, à l'organisme un grand mouvement interstitiel, auquel correspond une désassimilation active, capable d'amener le dégorgement des organes.

Par cela même, un surcroît d'activité est imposé aux fonctions digestives.

Le chlorure de sodium pris à l'intérieur active les secrétions digestives, salive, suc pancrétique, bile, suc gastrique. L'augmentation de l'appétit et de la puissance digestive qu'on observe chez ceux qui font usage des eaux de Bourbonne, est donc tout à fait naturelle : ce résultat aurait pu être prévu et affirmé *a priori*. Ne savons-nous pas, en effet, par l'hygiène comparée, que les animaux nourris avec du fourrage dans lequel on ajoute une certaine quantité de sel marin, sont mieux portants et ont le poil plus luisant et mieux fourni que ceux qui en sont privés ? C'est que le chlorure de sodium n'est pas, comme on le croit généralement dans le public, seulement un condiment, c'est un aliment essentiel à la vie, puisqu'il entre dans une proportion très-notable dans la composition de nos tissus et de nos humeurs.

Mais si les eaux de Bourbonne ont en général une action aussi bienfaisante sur les fonctions digestives, cela est loin d'être une règle générale ; nous avons déjà vu qu'on observe assez souvent de la constipation, de la diarrhée et aussi des phénomènes de dyspepsie et d'embarras gastrique. Nous avons vu que pour faire disparaître la constipation, il suffisait d'administrer l'eau thermale refroidie ou avec addition de gaz acide carbonique.

La diarrhée thermale, fait plus rare, se manifeste dans les premiers jours du traitement et ne dure guère plus de deux ou trois jours : les malades ne présentent pas de fièvre, l'appétit continue à être bon, mais ils ont cinq ou six selles séreuses, qui se montrent généralement après l'ingestion de l'eau minérale, ou même pendant la journée. Cette diarrhée n'est pas inquiétante, elle guérit le plus souvent seule en quelques jours, le malade s'abstient de boire de l'eau minérale.

On observe rarement la dyspepsie ; nous l'attribuons à l'usage de l'eau, en boisson ; l'indication est de cesser d'en prendre.

L'embarras gastrique se présente quelquefois avec ou sans fièvre ; dans ce dernier cas, il est caractérisé par de la douleur frontale, la blancheur de l'enduit lingual, par de la diarrhée, mais surtout par un abattement général sans symptômes hépatiques, sauf exception : en un mot c'est la forme muqueuse que la diète, les boissons délayantes et la suspension du traitement thermal dissipent en quelques jours.

Circulation.

La circulation est activée par l'usage des bains et des douches ; elle peut même être excitée jusqu'à produire des symptômes peu graves, il est vrai, le plus souvent, mais inquiétants pour les malades.

Ce sont généralement les céphalalgies, les congestions cérébrales passagères, la fièvre thermale, quelquefois même des accidents apoplectiques chez des malades dont le traitement n'avait pas été dirigé suivant les indications que présentaient leur constitution, leur tempérament et leurs antécédents morbides, toutes choses que le médecin à Bourbonne doit interroger d'une façon toute spéciale.

La fièvre thermale se montre généralement du cinquième au douzième jour, peu intense et méritant à peine la dénomination de fièvre, chez la plupart : elle atteint chez d'autres une intensité suffisante pour obliger à faire cesser le traitement thermal et administrer soit un vomitif, soit même un éméto-cathartique. Dans les deux cas, la durée est en rapport avec l'intensité. Chez les uns, en effet, l'appétit qui dès les premiers jours était devenu très-énergique, l'amélioration notable de l'état local qui s'était manifestée, font place à l'inappétence, à la courbature générale, accompagnées d'affaissement moral. Mais, sans qu'il soit nécessaire de recourir à un traitement spécial, les symptômes s'amendent promptement et l'action réelle de la médication s'accuse plus lentement, mais plus sûrement, cette fois que dans la première période.

Innervation.

« Le système nerveux comme toutes les autres
« fonctions est excité par l'usage des eaux de Bour-
« bonne. L'influx nerveux est augmenté et ce n'est
« pas un des moindres bienfaits que nous attendons
« des bains et des douches pour favoriser les guéri-
« sons, ou au moins l'amélioration des paralytiques.
« Mais à côté de l'action salutaire nous retrouvons
« l'excès nuisible » *Causard.*

Et, en effet, sous l'influence de l'usage des eaux, il n'est pas rare de voir reparaître certaines névroses mal guéries, la céphalalgie, le tremblement. Chez la femme on observe souvent des attaques d'hystérie comme conséquence de cet état d'éréthisme nerveux accidentel, chez les hommes il n'est pas très-rare d'observer des attaques d'épilepsie qui sont peut-être, non pas dues à l'action des eaux, mais sont la conséquence de la maladie antérieure mal guérie, pour ainsi dire incurable.

On observe aussi assez souvent des cas d'insomnie persistant dans les premiers jours du traitement thermo-minéral, *intus et extra;* signalons aussi un symptôme assez curieux imputable sans doute à l'excitation produite par les eaux que nous désignerons sous le nom de rêve thermal et qui consiste en une sorte de cauchemar ou d'hallucination nocturne ; ordinairement ces phénomènes nerveux disparaissent d'eux-mêmes, rarement un traitement approprié leur est nécessaire.

Un fait assez fréquent et qui prouve bien que la stimulation est l'agent essentiel des eaux c'est l'aggravation momentanée, le plus souvent au début du traitement, des souffrances des malades et particulièrement des douleurs rhumatismales avec ou sans fièvre. L'eau de Bourbonne jouit encore de la propriété d'être emménagogue en excitant les ovaires et l'utérus et en provoquant l'apparition des fleurs blanches. Si les règles se montrent pendant le traitement il faut suspendre celui-ci.

Telles sont les propriétés que l'expérience a fait reconnaître aux eaux de Bourbonne : les unes se rapportent à leur action topique, locale, les autres à leur action générale.

Dans un grand nombre de cas, ces actions s'ajoutent et concourent à la guérison ; la première amenant la guérison de l'état local, la seconde modifiant l'organisme et empêchant ainsi les rechutes ou les récidives.

L'action topique seule est utilisée dans les maladies de cause externe n'altérant pas l'économie, telles que les cicatrices vicieuses, les adhérences, etc. Les maladies de cause externe, passées à l'état chronique au contraire, ne sont heureusement modifiées que par le concours de l'action locale et de l'action générale ; c'est là ce qui explique comment il se fait que de nombreux malades subissent antérieurement à leur séjour à Bourbonne et sans aucun résultat comparable, un traitement dont les pratiques sont cependant les mêmes.

La même observation s'applique aux affections de cause interne amenant des désordres du côté des systèmes cutanés, fibreux, musculaires, séreux et osseux.

Certains états diathésiques, amenant et entretenant les manifestations morbides sont modifiés par les eaux thermales.

Agissant puissamment sur la peau, elles excitent la sensibilité et les mouvements réflexes, elles favorisent la circulation des divers fluides, augmentent ainsi l'absorption et l'exhalation, activent les sécrétions et exercent leur action aussi bien sur les tissus malades que sur les tissus sains.

De tous temps des propriétés stimulantes leur ont

été reconnues et comme conséquence, des propriétés résolutives et dépuratives ; elles modifient en effet la nutrition, en activant l'assimilation et la désassimilation des éléments, elles favorisent l'élimination des résidus de la combustion et des principes morbides déposés dans les tissus.

L'une des conséquences de leur action stimulante est l'action dérivatrice, révulsive très-souvent utilisée pendant la cure de certaines affections cérébrales : le plus souvent la stimulation exercée sur les divers éléments de l'organisme et contenue dans de justes limites entraîne l'action tonique, qui à son tour, à la condition que l'organisme soit suffisamment alimenté, exerce une action reconstituante, favorisée d'ailleurs par la présence du chlorure de sodium dans les eaux.

MOYENS ADJUVANTS. — ÉLECTRICITÉ.

Si les eaux de Bourbonne sont par elles seules des eaux bienfaisantes, améliorant un grand nombre d'affections, il ne s'ensuit pas que la médecine et la chirurgie doivent abdiquer devant elles et qu'il faille abandonner toute autre thérapeutique.

L'expérience a montré, en effet, que la durée du traitement pouvait être abrégée, que les améliorations étaient plus accusées lorsque le médecin savait combiner avec le traitement thermal l'emploi de certains agents thérapeutiques ou physiques.

Nous avons déjà vu que M. le Dr Cabrol, partant de cette idée, avait conseillé dans certains cas d'y ajouter du sulfure de potasse pour corriger leur excitation trop violente. Elles sont d'ailleurs un excellent véhicule de quelques médicaments, parmi lesquels nous citerons l'iode, l'iodure de potassium, les sulfates de soude et de magnésie, etc., qu'il est quelquefois indiqué d'y ajouter.

Dans certaines affections, telles que les maladies des voies urinaires en général et dans beaucoup de celles des voies digestives, les eaux diurétiques de Contrexeville, de Vittel et même de Larivière, petit village à 8 kilomètres de Bourbonne, sont nettement indiquées, et la pratique a prouvé qu'on n'avait qu'à se louer de leur emploi concurremment avec le traitement thermal.

Une hygiène bien entendue et une gymnastique appropriée peuvent être également de précieux adjuvants de l'usage des eaux et il serait même à désirer que dans certaines affections, par exemple : les entorses sans altération des os ; les raideurs musculaires et articulaires, suite de fractures, de luxations, ou de contusions, des employés intelligents et dévoués fussent dressés au massage, opération fatigante pour celui qui l'exécute, mais qui, bien faite, rendrait certainement des services incontestables.

Mais l'auxiliaire le plus puissant de nos eaux est sans contredit la faradisation localisée.

Dans la *Revue d'hydrologie* de 1859, M. Cabrol disait :

« L'électricité est un adjuvant naturel de l'hydro-
« thérapie minérale, car sans partager l'opinion de
« ceux qui avancent que les eaux agissent par l'é-
« lectricité, on comprend que l'action de ces deux
« moyens est sinon identique en principe, du moins

« analogue, quant à l'action curative. Un des seuls
« modes d'action des eaux est l'excitation, caractère
« médical de celui de l'électricité.

  « Demander aujourd'hui, au point où en sont les
« études pratiques sur cet agent, de distinguer la
« part qui lui revient dans le traitement thermo-
« électrique, ce serait devancer les dates.

  « Nous pouvons cependant nous permettre de dire
« que les résultats du traitement thermal nous sem-
« blent être caractérisés par une progression plus
« régulière, mais plus lente et sont souvent posté-
« rieurs à son usage ; ceux de l'électricité, au con-
« traire, sont plus brusques et immédiats.

  « Les affections contre lesquelles nous dirigeons
« l'électricité sont les lésions de la motilité, de la
« sensibilité et les altérations de la nutrition. »

  Depuis que cet article a été écrit tous les médecins de Bourbonne associent l'électricité au traitement thermal et en constatent chaque année la
précieuse utilité.

  Nous n'en demanderons comme preuve que le
tableau suivant que nous trouvons dans l'ouvrage de
M. Causard, qui s'est beaucoup occupé de la question.

  « A Bourbonne, avec le traitement mixte électro-
« minéral, on obtient en moyenne :

  « 1º Névralgie, paralysie, suite de fièvre grave :
« cinq améliorations sur six malades.

  « 2º Hémiplégie, rhumatisme musculaire, para-
« lysie localisée : trois améliorations sur quatre
« malades.

  « 3º Ataxie et paralysie : deux améliorations sur
« trois malades.

« 4° Accidents suites de rhumatisme articulaire
« et de contusions : trois améliorations sur cinq
« malades.

« 5° Accidents suite de coups de feu, fractures,
« luxations, coxalgie, phlegmons, une amélioration
« sur deux malades.

« 6° Névrose, surdité, crampe des écrivains : une
amélioration sur quatre malades. »

De même que l'usage des eaux de Bourbonne ne
peut convenir à un certain nombre d'affections,
comme nous l'avons vu plus haut, de même l'emploi
de l'électricité est contre indiqué dans certains cas ;
par exemple : les maladies du cœur et du poumon,
les affections aiguës, etc.

En général, pour les eaux, comme pour l'électricité, il ne faut en faire usage que dans les conditions de l'état chronique bien caractérisé.

MALADIES TRAITÉES AUX EAUX DE BOURBONNE.

Le nombre des affections traitées aux eaux de
Bourbonne est très-grand, nous ne les énumérerons
pas les unes après les autres, nous tâcherons de
grouper ensemble les maladies qui se ressemblent
par leur cours, afin de rendre notre étude plus claire
et moins fatigante. Nous en formerons ainsi cinq
séries :

1° Affections diathésiques, scrofule, syphilis.

2° Rhumatismes et arthrites.

3° Lésions chirurgicales de toute cause et de toute
nature.

4° Plaies d'armes à feu.

5° Paralysies diverses.

PREMIÈRE SÉRIE. DIATHÈSES SCROFULEUSES ET SYPHILITIQUES.

1° *Lymphatisme, scrofule.*

La diathèse scrofuleuse est principalement caractérisée par des lésions diverses du système lymphatique, de la peau, du tissu cellulaire, des muqueuses, et du tissu osseux. Son altération principale siége dans les ganglions cervicaux, sous maxillaires (écrouelles) engorgés et plus tard ulcérés ou suppurés.

Or, les eaux de Bourbonne constituent une médication spéciale de la plupart des formes de la scrofule et comptent tous les ans des guérisons inespérées.

Leurs effets consécutifs sont surtout très-remarquables. Il n'y a de contre-indication et d'insuccès que si les ganglions sont tuberculeux, encore guérissent-ils quelquefois après avoir suppuré.

Elles donnent des résultats inattendus dans l'altération des os après la période inflammatoire ; elles éliminent les produits morbides, le pus sanieux, les séquestres, tarissent les fistules, cicatrisent les plaies des tissus et des surfaces articulaires.

Elles sont nuisibles ou impuissantes dans les infiltrations tuberculeuses et dans les dégénérescences cancéreuses.

Elles sont utiles dans le rachitisme et l'ostéomalacie, dépendant de la scrofule. Le traitement adjuvant par le phosphate de chaux est nécessaire.

Elles agissent puissamment sur la diathèse, qui se manifeste encore par les blépharites ou conjonctivités chroniques, les ulcères cutanés, les dartres strumeuses, etc., pourvu que le malade y soit soumis pendant plusieurs saisons et que l'eau lui soit administrée prudemment sous toutes ses formes.

2° *Syphilis.*

Lorsqu'il y a de la syphilis dans l'organisme, les eaux de Bourbonne ont pour résultat d'en déceler la présence par une action stimulante toute physiologique, car ce phénomène n'a rien de spécifique : seulement alors la médication thermale ayant éclairci le diagnostic, il importe de modérer celle-ci, et de traiter aussi par les médicaments spécifiques à petite dose les accidents révélés qui sont ordinairement ceux qu'on appelle secondaires.

Cette épreuve des eaux dans la syphilis latente est un gage de sécurité pour les individus chez lesquels il existe des doutes sur les accidents consécutifs de cette diathèse.

DEUXIÈME SÉRIE. — RHUMATISMES ET ARTHRITES.

Le *rhumatisme articulaire* simple peut être traité aux eaux de Bourbonne deux ou trois mois après l'invasion, par les bains et les douches modérées à une température tiède et sans forte percussion.

Une saison d'été suffit ordinairement, les effets consécutifs favorables se développent progressivement pendant deux ou trois mois.

Lorsqu'il y a *hydarthrose*, c'est le plus souvent au genou, et elle est consécutive aux arthrites rhumatismales ou traumatiques ; les bains tièdes, les douches en arrosoir, les fomentations continues aidées d'une compression légère et du repos amènent

presque toujours des améliorations sensibles, surtout si le traitement quitté après une première saison, est repris au bout de six semaines.

Quelquefois l'articulation crépite, il n'y a pas de
liquide, mais de l'air, le traitement doit être plus
actif, les douches sont progressivement plus énergiques, et à la fin du traitement, on se trouve bien de
l'emploi des douches écossaises, associées au massage, à la compression et à l'électricité.

Le *rhumatisme goutteux périodique* tolère dif-
ficilement le traitement thermo-minéral, et demande
à être continuellement surveillé.

Le *rhumatisme atonique* au contraire se trouve
favorablement modifié par les eaux, le traitement
est efficace en toute saison ; il doit être modéré, on
emploiera les bains, les douches, l'eau à l'intérieur ;
l'eau de Vittel à la dose d'une bouteille par jour sera
ici très-utile, ainsi que les dépuratifs. Mais dans ce
cas comme dans le précédent il faut examiner souvent les urines des malades.

TROISIÈME SÉRIE. — LÉSIONS CHIRURGICALES DE TOUTE
CAUSE ET DE TOUTE NATURE.

Elles peuvent être les suites de coups, de luxations, de fractures, de blessures par instruments
tranchants, piquants ou contondants et tous les accidents causés par des lésions externes qu'on peut
résumer sous le titre de : chirurgie chronique.

Ces accidents peuvent être traités aux eaux deux
ou trois mois après l'accident, en été comme en
hiver ; la plupart réclament plusieurs saisons espa-

cées par des intervalles de six semaines à trois mois, pendant lesquels se développent les effets consécutifs.

Le traitement thermal doit être administré méthodiquement selon chaque indication et selon les effets produits qui doivent être bien observés et surveillés. Les bains tempérés de baignoire ou de piscine, les douches variées et progressives trouvent des indications nombreuses. Les fomentations locales, les cataplasmes de boue minérale, la gymnastique, le massage, la compression au moyen de bandages et enfin la douche électrique, le bain local à courants électriques combinés, sont avantageusement mis en usage par l'art médical, qui tire un grand profit de la combinaison de ces moyens de traitement hydrothermal.

On obtient ainsi des guérisons complètes, un grand nombre de guérisons relatives et presque toujours une grande amélioration. Mais ces accidents chirurgicaux réclament un temps plus long que la durée des saisons limitées aujourd'hui à quelques semaines. C'est vraiment pour ces affections « que « le seul moyen de réaliser la prolongation du traitement serait d'établir un service permanent, un « service d'hiver pour toutes les affections qui, « arrivées à une certaine période, devront revenir « l'année suivante aux eaux. »

QUATRIÈME SÉRIE. — PLAIES D'ARMES A FEU.

On n'envoie à Bourbonne les malades de cette catégorie que lorsque le traitement de l'ambulance et des hôpitaux est terminé, en général deux ou trois mois au moins après l'accident. On y voit des suites de coups de feu ayant traversé les membres avec ou sans fracture, d'amputations, de résections, de mutilations, d'incisions et de cicatrices à tous les degrés, depuis la peau jusqu'à l'os, des rétractions musculaires, atrophie, paralysie, etc., des arthrites traumatiques, des ankyloses, du gonflement, de la douleur, de la gêne et de la raideur, en un mot tous les accidents causés par les projectiles.

— Ces affections peuvent être traitées à Bourbonne en toute saison : la première indication est de rétablir la chaleur normale du corps et des parties lésées : la nature des eaux thermales fortement salines et toniques produit ce résultat au moyen des bains, des douches et de l'électricité ; mais il faut entourer le membre de chaleur artificielle constante. Les sueurs exagérées froides et passives d'abord deviennent ensuite chaudes et actives et sont alors un signe de réaction : les bains, les douches variées, les fomentations, l'application des cataplasmes de boue, selon les cas, employés progressivement pendant la première période, doivent être suspendus pendant quelques jours et repris méthodiquement, lorsque la chaleur est revenue : c'est alors qu'on peut ajouter à l'usage modéré des eaux les traitements auxiliaires, tels que mouvements artificiels, massage, gymnastique, frictions, bandages, électricité, etc.; le traitement doit être suspendu par intervalles, repris et répété pendant plusieurs mois tant qu'on constate des résultats. La persévérance est nécessaire et produit parfois des effets inespérés.

Les arthrites graves, suite d'entorse négligée, douloureuses et sujettes à l'inflammation, sont soumises avec avantage aux irrigations froides minérales continues. Contre les ankyloses, les gonflements osseux articulaires, les entorses et les hydarthroses, on termine utilement la saison par des douches écossaises et des applications de boues minérales. Le malade peut emporter ces dernières et en continuer l'usage chez lui.

Cette classe d'affections est nombreuse, grave, longue à guérir et doit être l'objet d'une surveillance quotidienne pendant le traitement à cause de la facilité avec laquelle certains points irrités repassent à l'état aigu.

Dans les cicatrices, les eaux sont moins favorables la première année que les suivantes, mais conjurent néanmoins les rétractions exagérées et l'engorgement des tissus voisins. Celles qui sont récentes et vicieuses peuvent se rompre sous l'action de la douche forte et permettre le redressement du membre avant que les parties lésées n'aient contracté des unions trop solides; les eaux favorisent aussi l'élimination des corps étrangers et des esquilles, tarissent ainsi les trajets fistuleux, la cause des abcès et des douleurs. Il faut donc envoyer aux eaux la plupart des blessés par armes à feu, deux, trois et quatre mois après la blessure et sans tenir compte de la saison.

Ce chapitre tout entier est tiré de la pratique de M. Cabrol, à l'hôpital militaire, où les blessés de ce genre affluent tous les ans, et les statistiques de cet établissement montrent combien ces affections sont favorablement améliorées par le traitement thermal.

CINQUIÈME SÉRIE.— PARALYSIES DIVERSES.

Paralysies d'origines cérébrales.

Hémiplégies datant de six mois à un an et plus, n'offrant pas de symptômes d'encéphalite, de ramollissement, ni d'excitation cérébrale.

Le traitement de ces affections est plus favorable en hiver qu'en été. Le maximum d'intensité de la maladie ayant lieu au début, les eaux peuvent être administrées après quelques mois d'invasion, si la paralysie est stationnaire. La statistique locale démontre que les hémiplégiques qui en ont fait usage pendant un, deux ou trois ans, vivent plus longtemps que ceux qui s'en abstiennent.

Il faut s'enquérir de l'origine et du siége; les causes ordinaires sont : les congestions cérébrales apoplectiques, les fièvres graves, l'intoxication saturnine, le rhumatisme, etc.

Les eaux sont tolérées si l'hémorragie se borne à un caillot central en voie de résorption, et après la première année le cerveau manifeste son calme par ses fonctions à peu près ordinaires; mais s'il survient de la céphalalgie, de l'insomnie, de l'excitation cérébrale, que l'œil soit brillant, la parole embarrassée, la mémoire confuse, etc.; il faut craindre un travail inflammatoire autour du caillot, des congestions, une irritation méningée directe ou sympathique et suspendre l'application des eaux thermominérales pour recourir aux traitements ordinaires antiphlogistiques dérivatifs et révulsifs, quitte à reprendre les eaux plus tard. Ces moyens ne sont praticables qu'autant que le malade pourrait séjourner sur place pendant plusieurs mois d'automne et d'hiver alors que son système nerveux n'est plus soumis aux températures élevées et à l'influence des orages et que les eaux peuvent être espacées convenablement selon les symptômes qui se présentent.

On doit administrer le traitement avec prudence, on peut choisir les hémiplégiques qui paraissent devoir supporter la faradisation destinée à seconder l'effet des eaux, s'il y a tolérance de ces deux moyens ; les succès obtenus par le traitement mixte *eaux et électricité* dépassent la moyenne des améliorations obtenues par les eaux seules.

2° *Paralysies d'origine spinale.*

Nous en établirons cinq classes tirées des observations pratiques recueillies par la statistique et selon l'ordre de leur fréquence aux eaux de Bourbonne.

1re *Classe.— Paraplégie suite de myélite.*

Leur traitement est convenable en toute saison, mais il est préférable en automne. La plupart des paraplégies envoyées aux eaux ont déjà subi des traitements spéciaux et énergiques.

La paralysie complète est rare, celle du mouvement est la plus ordinaire, elle s'accompagne quelquefois d'anesthésie de la peau, de paralysie de la vessie et du rectum ; les symptômes prédominants sont le lumbago, la paralysie de certains muscles, la faiblesse, l'engourdissement, la constipation, l'émission involontaire ou l'incontinence des urines. C'est une des maladies les plus difficiles à guérir ;

aussi avec elle ne faut-il pas limiter la durée du traitement.

Cette paralysie réclame la plus stricte surveillance journalière jusqu'à la tolérance complète de la médication thermale. S'il y a aggravation ou intolérance, il faut ajourner les eaux sans y renoncer absolument, car nous avons des exemples d'amélioration définitive, après des essais tentés prudemment en laissant des intervalles dans l'application.

2ᵉ Classe. — *Paraplégies rhumatismales.*

Cette classe assez nombreuse de rhumatismes dorso-lombaires doit être traitée aux eaux, de préférence pendant la saison d'été. C'est elle qui compte aussi les plus grandes chances de guérison et obtient le plus de succès.

Après quelques jours de l'usage modéré des eaux servant pour ainsi dire de pierre de touche, s'il ne survient aucun symptôme d'excitation, on administre à l'hôpital militaire, le traitement gradué et complet de la manière suivante : après le bain ordinaire dans la baignoire ou dans la piscine à température modérée et d'une durée de trois quarts d'heure, le malade est étendu sur un lit de toile au-dessous de la double douche, la première en arrosoir et plus tard promenée le long de la colonne vertébrale, et la seconde en demi-canal et ensuite en plein canal sur tous les membres et principalement sur les inférieurs et à la plante des pieds. Au sortir de cette application, il est essuyé avec des linges chauds, enveloppé de peignoirs et de couvertures chaudes et placé dans son lit avec un cruchon d'eau thermale aux pieds.

Deux fois par semaine, il prend d'abord la double douche, passe à l'étuve et est ensuite ressuyé avec soin dans des peignoirs chauds et un quart d'heure après plongé pendant trois quarts d'heure ou une heure dans un bain sulfureux, après lequel il est remis dans son lit comme précédemment. On laisse un jour de repos tous les six ou huit jours pour éviter la fatigue et on continue ce traitement pendant trois ou quatre semaines, au bout desquelles on interrompt l'usage des eaux minérales pendant huit, dix ou quinze jours avant de recommencer une nouvelle saison.

Durant cet intervalle, le malade peut faire usage d'un traitement ordinaire tel que : diaphorétiques, sudorifiques, iodure de potassium à l'intérieur et liniments ou cataplasmes simples médicamenteux à l'extérieur ; parfois même, s'il se ressent de l'excitation des eaux, qu'il y ait de l'embarras gastrique, de la courbature, de l'insomnie, on lui prescrit un purgatif, des délayants, des diurétiques et des bains d'eau douce simple rendus émollients ou légèrement antispasmodiques par l'addition de son, d'amidon, de décoctions de mauve et de fleurs de tilleul ; ces médications accessoires sont exceptionnelles ; contrairement à certaines opinions systématiques, elles sont d'un effet passager et au fond sans influence sur le traitement thermal prolongé pendant une, deux ou trois saisons.

3e Classe.— Paraplégies traumatiques.

Ces paralysies plus ou moins complètes sont le

résultat de chutes, d'efforts violents, de commotions, de contusions, de plaies pénétrantes des méninges et de la moelle, de fractures simples des vertèbres, de passage de voitures sur les reins, de myélites chroniques consécutives, etc.... Elles ne sont envoyées aux eaux qu'après les traitements appropriés à l'état aigu, trois, six mois ou un an après l'accident. Elles peuvent être traitées en toute saison, mais une seule saison est insuffisante pour obtenir la guérison.

Il est de remarque que l'état local ne commence à s'améliorer que lorsque l'état général est sensiblement restauré ; aussi ce n'est guère qu'après plusieurs saisons d'eau thermale que les bons effets curatifs se font sentir, soit dans les reins, le rectum et la vessie, soit dans les membres inférieurs.

Les moyens de traitement doivent être combinés de manière à agir progressivement et soutenir l'action curative d'une manière continue, jusqu'à ce que le malade éprouve quelque fatigue de leur emploi. Il est nécessaire alors de laisser des intervalles de repos de quatre, huit, quinze jours et un mois, avant de recommencer l'application des eaux minéro-thermales, qui doivent être continuées, laissées et reprises plusieurs fois tant qu'il y a tolérance et que l'on constate de bons résultats généraux ou locaux, quelque faibles qu'ils soient.

Les traitements thermaux consistent en boissons matin et soir, en bains et douches variées progressivement le matin, en douches ascendantes sur le périnée, en lavements d'eau thermale matin et soir (retenus dans l'intestin pendant quelque temps), en fomentations, cataplasmes de boue minérale sur la région malade (surtout lorsqu'il y a saillie des vertèbres), en pédiluves d'eau thermale simple ou électrisée après les douches du matin ou dans la soirée : pendant ce bain de jambes, on promène le réophore positif armé d'une éponge depuis les reins jusqu'aux extrémités des membres inférieurs. Le malade doit être ensuite essuyé et vêtu très-chaudement. On pourrait faire au besoin des frictions stimulantes sur les membres.

4e *Classe.*— *Paraplégies, suite de fièvres graves.*

Ces affections peuvent être traitées aux eaux thermales aussitôt que le malade est convalescent de la maladie grave qui a porté atteinte à l'économie et notamment au système nerveux. C'est dans cette catégorie qu'il faut classer les faits exceptionnels qui ont étonné les malades et les médecins par un résultat extraordinaire.

Au bout de quelques jours de l'usage des eaux thermales, on a vu de jeunes convalescents de fièvre typhoïde que l'on portait du lit en voiture et aux bains recouvrer les mouvements au bout de peu de jours ; mais ce sont là des cures tout à fait exceptionnelles, qui ne doivent servir que d'encouragement et fortifier la confiance dans la vertu spéciale des eaux qui est positive, mais jamais miraculeuse.

Il n'en est pas ainsi des paralysies chroniques, qui réclament beaucoup de temps et des applications constantes, variées, comme nous l'avons vu tout à l'heure à propos des paraplégies rhumatismales et traumatiques ; seulement, dans l'espèce qui nous occupe, celle consécutive aux fièvres graves, il faut bien se persuader que c'est en vain qu'on multiplierait les moyens locaux, ce serait peine perdue, si l'on n'obtenait auparavant et simultanément l'amélioration et la reconstitution de l'économie épuisée, apauvrie ou affaiblie. C'est le cas alors de combattre l'anémie par les ferrugineux, les aliments riches en principes nutritifs, les vins généreux, les boissons amères et toniques et de fortifier les organes par le bon vin, la gymnastique,.le massage, les bains électriques et par toutes les bonnes influences naturelles ou morales, concurremment avec l'usage complet des eaux, que ces moyens auxiliaires favorisent, au lieu d'en contrarier l'action et la puissance réparatrice.

5ᵉ *classe.* — *Paraplégies syphilitiques.*

Ces paraplégies chroniques reconnaissent généralement pour cause les accidents tertiaires de la syphilis tels que :. exostoses, gonflements, engorgements, tumeurs et produits morbides des vertèbres, des méninges, ou de la substance même de la moelle épinière ; elles peuvent être traitées en toute saison, mais l'été leur convient mieux, parce qu'il favorise la médication sudorifique et dépurative qu'on allie avec succès à celle des eaux thermales, moyens curatifs concourant au même but. Ces affections spécifiques sont traitées de la manière suivante: les bains et les douches variés sont administrés graduellement comme dans les autres maladies et l'on ajoute à la boisson thermale de l'iodure de potassium à doses progressives, mais qu'on peut élever plus que d'habitude à cause de l'activité sécrétoire et éliminatoire imprimée à toute l'économie par l'eau thermale. Après dix ou quinze jours, on commence le traitement journalier par les douches, après lesquelles le malade est ensuite plongé dans un bain sulfureux, composé d'eau minéro-thermale naturelle dans laquelle on dissout de 60 à 100 grammes de polysulfure de potassium. Les douches ascendantes et les lavements sont donnés comme dans les cas précédents et on remplit les mêmes indications hygiéniques que nous avons décrites plus haut.

Après vingt-un jours, le malade se repose huit jours, pour recommencer son traitement pendant trois semaines encore au bout desquelles il laisse un mois ou six semaines d'intervalle pour laisser développer les effets consécutifs : quelquefois il borne à ces deux saisons le traitement de l'année.

Les cataplasmes de boue minérale sont appliqués sur la région malade que l'on découvre en explorant minutieusement les vertèbres dorso-lombaires, si rien ne se manifeste à l'extérieur. La pression, l'eau chaude, l'électricité suffisent le plus souvent à faire découvrir la lésion locale. On peut continuer le traitement interne et l'application des boues loin de la station thermale, en attendant la reprise d'une ou de deux saisons, soit après quelques mois de repos, soit l'année suivante, car pour obtenir la guérison il faut de la persévérance et disposer du temps nécessaire.

Paralysies partielles.

Elles peuvent être de nature rhumatismale ou

traumatique : toutes les saisons leur conviennent, deux, trois ou quatre mois après l'accident. Elles sont pour la plupart causées par des chutes, des contusions, des congélations, des refroidissements, des blessures de toute espèce, des brûlures, des adénites, des opérations chirurgicales, etc.

La paralysie cutanée (anesthésie et analgésie), est plus rare que la paralysie des nerfs du mouvement; on a observé aussi que les nerfs de la sensibilité générale ne sont que rarement atteints tandis que les nerfs mixtes sont plus sujets aux lésions traumatiques. A la douleur vive du début succède le fourmillement et l'engourdissement, la paralysie se déclare ensuite, quelquefois longtemps après l'accident. Elle est toujours lente mais elle progresse jusqu'à un certain degré, surtout celle des nerfs de la motilité : presque toujours le retour de la sensibilité précède celui du mouvement et dans celui-ci l'amélioration commence par les muscles les plus rapprochés des centres nerveux. C'est sur ces données, tirées de l'observation pratique, qu'on peut diriger et surveiller le traitement thermal et l'effet consécutif des eaux.

Elles auront pour but d'agir d'une manière générale sur l'économie afin de mettre en jeu tous les organes et les éléments (du sang et des nerfs), qui doivent concourir à rétablir la vitalité locale. Sur les parties malades on emploie toutes les ressources directes : chaleur constante, douches variées et méthodiquement employées, depuis la plus légère jusqu'à la plus forte, selon les cas, chaude et froide alternativement, indifférente ou électrisée ; les frictions, les révulsifs, les liniments, la faradisation sèche, etc., on recommencera plusieurs fois les mêmes moyens jusqu'à guérison ; on a vu quelquefois des guérisons inespérées obtenues par ces moyens combinés.

Ataxie.

Il est encore une affection grave, caractérisée par des troubles fonctionnels réflexes, de l'hyperesthésie, de la perversion de la sensibilité, de l'analgésie aboutissant à l'ataxie, et à la paralysie motrice partielle, qui est améliorée sous l'influence du traitement thermal. Elle ne comporte pas cependant les règles usitées, il faut la traiter selon les indications de chaque groupe de symptômes qui doivent être interprétés par la sagacité du médecin. Les premières applications doivent être méthodiques et prudentes, les bains et les douches souvent coupés par des bains d'eau douce au début, ainsi que par l'usage des antispasmodiques légers. Avec les ataxiques, il ne faut pas compter les jours, ni choisir absolument les saisons, mais il faut prendre beaucoup de temps et être très-sobre dans le traitement thermal ; les améliorations sont lentes à obtenir, heureux lorsqu'on peut en constater, car les ataxiques ne rencontrent le plus souvent sur leur route que le plus fâcheux découragement, alors qu'ils jouissent de l'intégrité de leur intelligence et qu'ils ont le sentiment moral plus développé pour ainsi dire par le désordre même de l'appareil nerveux.

Nous n'avons pas encore épuisé la liste des affections qui trouvent à Bourbonne soulagement, amélioration et guérison. Nous ne pouvons résister cependant à la tentation de dire un mot des sciatiques dont nous avons eu un cas de guérison dans notre famille, et nous terminerons là notre étude, quitte à la reprendre plus tard.

Sciatiques.

C'est une catégorie nombreuse, intéressante et féconde en bons résultats. Les eaux réveillent parfois la maladie, la névralgie devient aiguë, produit l'insomnie, l'agitation, les fourmillements, les crampes, etc... La courbature, la fièvre minérale, les sédiments urinaires qui préoccupent les malades, sont pour nous les symptômes familiers d'une crise favorable. Pendant les eaux et un mois après, le malade éprouve des douleurs, des élancements et des mouvements insolites dans le membre, mais il constate les bons effets consécutifs des eaux de Bourbonne pendant l'hiver qui succède à leur usage et qui se prolongent assez pour attendre une seconde saison, qui suffit ordinairement à la guérison, sauf quelques retours très-supportables et incomparables aux accès précédents.

Lorsque la sciatique par son ancienneté offre des tendances à la faiblesse ou à la paralysie du membre pelvien, rien n'est plus efficace que les courants électriques associés aux douches ordinaires et écossaises d'eau thermale à température modérée.

Telles sont les maladies qu'on traite à Bourbonne, tels sont les effets qu'on observe chaque année ; mais si les eaux ont pu produire de bons résultats dans les affections humaines, pourquoi, s'est dit mon père, vétérinaire à Bourbonne depuis 40 ans, n'auraient-elles pas le même pouvoir dans les affections des animaux ? Et en effet, il a eu à plusieurs reprises l'occasion de s'en servir et plusieurs fois avec un succès inespéré. En 1862, il fait donner des douches à un poulain frappé subitement de paralysie ; le propriétaire est obligé de venir chercher de l'eau thermo-minérale à l'établissement et donne les douches avec un arrosoir de jardin ; au bout de 17 douches, le poulain était complétement guéri. — Deux autres chevaux atteints également de paralysie furent traités de la même façon avec le même succès.

Mon père a expérimenté encore les eaux dans les douleurs névralgiques ou musculaires, amenant chez les chevaux des boiteries qu'aucun médicament ne pouvait guérir ; et cela à plusieurs reprises : dans deux cas en particulier et pour des chevaux de prix, il vit la boiterie disparaître pour ne jamais revenir.

Les engorgements des tendons qui arrivent fatalement chez les chevaux qui fatiguent beaucoup disparaissent assez rapidement quand la lésion n'est pas trop ancienne. Les cicatrices vicieuses, suites de chutes sur les genoux, et les indurations qui se forment quelquefois dans ces cicatrices ne résistent pas plus aux eaux de Bourbonne que les affections précédentes, et j'en ai sous les yeux plusieurs observations venant également de la pratique de mon père.

Tous ces cas ne sont-ils pas très-curieux et ne montrent-ils pas hautement que la station de Bourbonne est vraiment efficace, et qu'elle n'appartient pas à cette catégorie de villes d'eaux qui ne doivent qu'à la réclame ou à l'engouement de la mode et de la vogue les nombreux baigneurs qui les visitent chaque année ?

Tous ceux qui fréquentent notre station sont malades ; on ne vient pas chez nous pour s'amuser, mais bien pour se guérir et beaucoup s'en retournent chez eux chaque année, se promettant bien de revenir à la prochaine saison terminer leur guérison.

Il était donc de notre devoir de parler des eaux de Bourbonne, car si dans les maladies aiguës internes il est permis de méconnaître la valeur du médecin et l'action des médicaments en attribuant la guérison au temps et à la nature seuls, dans certaines paralysies, par exemple, contre lesquelles le temps et les médications rationnelles ont été impuissantes, on ne pourra pas refuser à une médication spéciale, telle que celle de l'électricité, des eaux minéro-thermales, les bénéfices de la guérison vainement tentés jusqu'alors.

Dans cette circonstance, encore plus que dans une maladie aiguë, la médecine démontre l'utilité positive de ces moyens curatifs, si souvent mis en doute par la difficulté naturelle de saisir le rapport direct qui existe entre le mal et le remède.

www.ingramcontent.com/pod-product-compliance
Ingram Content Group UK Ltd.
Pitfield, Milton Keynes, MK11 3LW, UK
UKHW020031100726
13658UKWH00003B/1255